PUBLICATIONS DU JOURNAL DES SCIENCES MÉDICALES DE LILLE

LA PARALYSIE AGITANTE

ÉTUDIÉE COMME

CAUSE DE FOLIE,

Par le Docteur V. PARANT,

Médecin de la Maison de santé de Toulouse,
Membre de la Société de Médecine, Chirurgie et Pharmacie de Toulouse,
Membre correspondant de la Société médico-psychologique de Paris,
de la Société des Sciences médicales de Lille,
de la Société de Médecine d'Angers. etc.

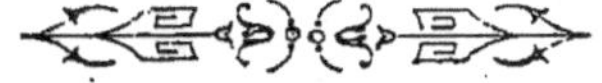

PARIS,

LIBRAIRIE J.-B. BAILLIERE ET FILS

19, RUE HAUTEFEUILLE, 19

(près du boulevard Saint-Germain)

1883.

LA

PARALYSIE AGITANTE

ÉTUDIÉE COMME

CAUSE DE FOLIE.

Je me propose d'examiner si la paralysie agitante peut être une cause de folie.

Un récent mémoire, dont nous nous occuperons plus loin, et une observation que j'ai eu occasion de recueillir, ont été le point de départ de ce travail.

Les auteurs qui ont traité de la paralysie agitante se sont en général peu occupés des troubles intellectuels qui peuvent survenir au cours de cette maladie. Cela tient peut-être à ce qu'ils n'ont pas attaché d'importance à ces troubles, ou ne leur ont pas trouvé de relations avec l'entité morbide qu'ils avaient à décrire. Ils signalent presque tous, il est vrai, l'affaiblissement des facultés mentales, la démence, comme pouvant survenir à la longue ; mais ils paraissent tous disposés à croire que ces complications ne sont pas nécessaires, pas inévitables. Tous, dans leurs descriptions ne consacrent d'ailleurs que quelques lignes à cette partie de la question.

Dans la nouvelle édition, tout récemment donnée par M. Huchard, du traité des Névroses, d'Axenfeld, on trouve seulement les lignes suivantes (1) : « Un des caractères cliniques de la maladie, c'est la lenteur de son évolution...... Mais au bout d'un certain temps les malades s'affaiblissent..... l'intelligence, qui avait jusqu'alors conservé sa netteté, est moins vive ; la mémoire devient infidèle,...... la prostration se peint sur le visage......... ». — Et ailleurs (2) : « Dans certains cas de paralysie agitante (forme sénile) l'air hébété de la physionomie......... l'écoulement involontaire de la salive, ainsi que l'embarras particulier de la parole, peuvent faire penser à un ramollissement du cerveau......... ».

Trousseau dit encore plus brièvement (3) : « L'intelligence, d'abord intacte, finit par s'affaiblir ; la mémoire se perd, et les personnes qui vivent dans la société du malade s'aperçoivent bientôt qu'il n'a plus la lucidité ordinaire de son esprit, la caducité arrive bien avant l'âge. »

M. Charcot qui a étudié avec soin les diverses manifestations de la paralysie agitante, se borne à dire, au sujet des altérations mentales, « qu'à un moment donné l'intelligence s'obscurcit, et la mémoire se perd. » (4).

M. Fernet, dans l'article *Paralysie agitante*, du Nouveau

---

(1) Axenfeld et Huchard. Traité des névroses, p. 693. 2ᵉ édition, 1883. Paris, J -B Baillière.

(2) Axenfeld et Huchard. Ibidem, p. 701.

(3) Trousseau. Clinique médicale, 3ᵉ édition, t. II, p. 275.

(4) Charcot. Leçons sur les maladies du système nerveux, 1875, 2ᵉ édit., t. Iᵉʳ p. 179.

Dictionnaire de Médecine et Chirurgie pratiques, n'est pas plus explicite.

M. Jaccoud, dans son traité de Pathologie interne, ne dit pas un mot des modifications intellectuelles dans la paralysie agitante (1).

M. Grasset, dans son traité des maladies du système nerveux, tout en étant également très bref sur ce sujet, ajoute cependant quelques traits à ce qui a été dit par les précédents auteurs. Il dit (2) : « À la période terminale de la maladie, les fonctions cérébrales peuvent être atteintes, et on observe de l'hypocondrie, de la mélancolie, de l'affaiblissement intellectuel. »

Comme on le voit, ce sont presque uniquement les phénomènes de la démence qui ont attiré l'attention des auteurs ; dans aucun d'eux il n'est question de maladies mentales proprement dites, de perturbations délirantes au cours de la paralysie agitante. M. Grasset seul signale l'hypocondrie, la mélancolie, qui sont une première étape vers l'aliénation mentale ; et encore le peu qu'il en dit ne permet pas de croire qu'il leur ait donné une grande importance, ou qu'il les ait considérées comme susceptibles de prendre un grand développement.

Dans un récent mémoire, M. Ball au contraire, a mis la question sur un terrain nouveau (3). Il dit que depuis quelques années il a eu souvent l'occasion de constater des troubles intellectuels chez les sujets atteints de paralysie agitante ; que ces troubles intellectuels ne consistent pas seulement dans l'affaiblissement des facultés, qui est signalé par les auteurs, mais bien dans la production de véritables désordres

---

(1) Jaccoud. Pathologie interne, 6ᵉ édition, 1879. — Paralysie agitante, t. Iᵉʳ, p. 526.

(2) Grasset. Maladies du système nerveux, 1879, t. II, p. 512.

(3) Ball. De l'insanité dans la paralysie agitante, article du journal *l'Encéphale*, Nº du 25 mars 1882.

psychiques, qui s'étendent depuis une simple irritabilité du caractère, jusqu'à de véritables accès d'aliénation mentale ; et il ajoute que loin de croire qu'il s'agisse alors d'une exception, il est plutôt d'avis qu'un léger degré de perturbation intellectuelle est presque la règle dans cette affection.

Dans ses « Leçons sur les Maladies mentales » en cours de publication, M. Ball revient sur le même sujet (1). Etudiant ce qu'il appelle les folies névropatiques, c'est-à-dire les folies qui surviennent chez des individus atteints d'épilepsie, d'hystérie, de chorée, etc., il ajoute : « La paralysie agitante, à son tour, peut se compliquer de folie. Presque tous les sujets atteints de cette maladie ont un caractère étrange, irritable et difficile. Mais, dans quelques cas qu'il m'a été donné d'observer, il existait un véritable état d'aliénation mentale, accompagné quelquefois d'illusions et d'hallucinations........

» Les troubles intellectuels de la paralysie agitante prennent tantôt la forme de lypémanie ou de délire des persécutions, tantôt celle de la stupeur avec affaissement intellectuel. Ces troubles ne sont pas permanents ; ils paraissent s'exagérer quand les troubles du côté de la sensibilité s'aggravent, et ils tendent, au contraire, à disparaître, quand le tremblement diminue ou cesse absolument. Aussi ne sont-ils point fréquents à cette période où la rigidité tend à remplacer la trépidation. En même temps ils sont susceptibles d'être améliorés par tous les modes de traitement qui peuvent amener une sédation des troubles de la motilité. »

Nous ne nous arrêterons pas à examiner les assertions contenues dans ces dernières lignes. La coïncidence que M. Ball y indique est d'une grande importance au point de vue clinique ; mais ce n'est pas dans les faits qu'il a cités ailleurs que l'on en peut trouver la justification ; et comme nous n'avons pas les éléments nécessaires pour discuter ces assertions, nous devons nous borner à en signaler l'intérêt et à les recommander à l'attention des observateurs.

---

(1) Ball. Leçons sur les maladies mentales, fascicule, 3, 1882, p. 539.

Revenons au premier mémoire.

Pour appuyer ses conclusions, M. Ball cite sept observations, dont quatre lui sont personnelles.

Sur les sept observations, quatre seulement peuvent réellement être comptées comme décisives pour le sujet qui nous occupe. Dans les autres il n'y a rien de plus que ce qui a été signalé par tous les auteurs, à savoir la débilitation mentale et la perte plus ou moins complète des diverses facultés.

Dans la première de ces quatre observations, il est question d'un malade présentant un cas d'aliénation mentale caractérisée par des hallucinations multiples, par des conceptions délirantes, et par des impulsions au suicide, se développant au cours d'une paralysie agitante.

Voici un extrait de cette observation :

« Le malade est d'un tempérament émotif, il pleure facilement, et la tendance générale de son caractère le porte à la tristesse. Mais il existe des désordres psychiques bien plus nettement accentués. Depuis six mois il entend des voix : on l'insulte; on le menace ; on lui adresse de temps en temps des injures; il aperçoit des ennemis qui viennent entourer son lit et mettre sa vie en danger. Il s'agite alors violemment et cherche à s'échapper. Ces accidents ne se produisent que la nuit. Dès que le jour paraît, les persécuteurs s'effacent, et il ne reste plus au malade que le souvenir de ses terreurs nocturnes....... Plus d'une fois, sous l'empire de cette obsession, il a essayé de se suicider. La mémoire est considérablement affaiblie, et les facultés intellectuelles sont visiblement alourdies. »

On pourrait être porté à croire que c'étaient des rêves plutôt que des hallucinations véritables, qui venaient ainsi troubler ce malade. Mais la vivacité, la persistance des impressions, et la production d'idées de suicide, témoignent de la réalité des conceptions délirantes. Il n'en n'est pas moins curieux que les hallucinations se soient produites ici uniquement la nuit; le malade s'est ainsi trouvé dans des conditions analogues à celles des alcooliques soumis à l'influence d'un délire.

Dans une seconde observation de M. Ball, il s'agit d'une dame, habituellement déprimée, qui avait de temps en temps des accès d'agitation venant trancher sur le fonds monotone du délire, et présentant le caractère de l'excitation maniaque ; les crises persistaient deux ou trois jours.

Enfin, dans un quatrième cas, il s'agit d'un malade, chez qui l'intelligence était restée nette, quoiqu'elle eût été toujours peu développée, et qui était habituellement déprimé, lypémaniaque, avec des périodes de rémission, dans lesquelles il était relativement de bonne humeur.

Ces quatre faits sont significatifs, et confirment d'une manière générale la réalité des coïncidences sur lesquelles M. Ball a justement appelé l'attention.

Voici maintenant l'histoire d'un malade que j'ai vu récemment. Il était atteint de paralysie agitante, et donnait depuis longtemps des signes de folie véritable. Cette histoire constitue un fait intéressant à ajouter à ceux dont il vient d'être question.

Au mois de juin 1882, je fus appelé en consultation auprès de M. X......, afin d'examiner son état mental, de déterminer s'il y avait lieu de formuler contre lui une demande en interdiction, et de donner à sa famille le certificat dont elle avait besoin dans ce but.

Le confrère, qui me fit l'honneur de m'appeler avec lui, et qui connaissait depuis longtemps le malade, m'apprit que celui-ci était, depuis une douzaine d'années, atteint de paralysie agitante. Cette maladie ayant fait en dernier lieu des progrès notables, M. X....... au moment où je le vis, était devenu impotent, et ne pouvait quitter son fauteuil, sans être soutenu par deux personnes ; il avait les mains et les bras agités d'un tremblement caractéristique. Ce tremblement n'existait pas à la tête. Les jambes étaient extrêmement raides, comme contracturées ; on retrouvait un peu de cette même raideur dans les avant-bras. En outre les mains, la droite surtout, étaient notablement déviées vers le bord cubital. Il y avait là suffisamment de quoi reconnaître le genre de la maladie, sur lequel les phénomènes antérieurement observés par mon confrère ne pouvaient du reste laisser aucun doute.

En ce qui faisait l'objet principal de notre consultation, nous pûmes constater que M. X....... présentait les signes certains d'une démence avancée, et qu'il était devenu manifestement incapable de diriger sa personne et d'administrer ses biens.

Les renseignements qui nous furent donnés par la famille nous permirent de reconstituer le passé de la maladie ; ils nous apprirent que depuis plusieurs années, M. X....... était sous l'influence de troubles intellectuels, ayant consisté d'abord en un simple délire des persécutions avec hallucinations. Il croyait être entouré d'ennemis dont il voyait partout les traces. Aussi était-il constamment armé, et à plusieurs reprises sa famille put craindre qu'il ne se livrât à des agressions dangereuses. Nous constatâmes du reste nous-mêmes que, malgré les progrès de la démence, M. X...... continuait d'avoir des idées de persécutions avec hallucinations. Il croyait, nous dit-il, qu'on le volait ; il entendait qu'on se moquait de lui ; il avait des ennemis cachés dans son appartement ; il voyait leurs mains passer à travers la muraille ; il faisait de vains efforts pour les chasser ou leur échapper. En dernier lieu il était encore sujet à des accès d'agitation, pendant lesquels il recouvrait momentanément quelque vigueur, et pouvait ainsi parcourir son appartement. Alors il fouillait partout, détruisant les objets qui lui tombaient sous la main, qu'ils eussent ou non de la valeur. L'agitation passée, il retombait dans son inertie habituelle. Lorsque nous l'avons visité, M. X....... avait la parole embarrassée ; néanmoins on pouvait encore bien saisir ce qu'il disait, et l'on constatait que ses idées étaient peu précises, qu'elles étaient incohérentes ; que la mémoire faisait défaut sur beaucoup de choses,

anciennes ou récentes ; en un mot que les facultés intellectuelles étaient fort affaiblies. D'après mon confrère, cet affaiblissement remontait déjà à plusieurs années.

Pour mieux préciser la situation, la famille de M. X........
nous fournit encore les renseignements suivants :

M. X...... a toujours été fort rangé, travaillant beaucoup
chez lui, et ne faisant aucune sorte d'excès.

Il n'y a pas eu d'aliénés ou de névropathes dans sa famille.

C'est en 1869 que, sans cause appréciable, on le vit
devenir malade. Il ressentit alors les premières atteintes du
tremblement qui était imperceptible, et ne pouvait être cons-
taté que dans l'altération de l'écriture.

Vers 1874, la situation s'aggrava, le malade ne pouvait
plus du tout écrire ; il ne pouvait rien tenir à la main ; ou
d'autres fois il retenait si solidement ce dont il s'emparait,
qu'on ne pouvait l'en dessaisir. Il devint incapable de se cou-
cher, de se lever, de manger et de boire. Sa parole s'embar-
rassa ; elle ne redevenait très distincte que lorsqu'il était
surexcité.

Depuis la même époque, il a eu de singulières erreurs de la
sensibilité, croyant souvent être en possession de plus de deux
jambes ; il en sentait une autre par devant et une quatrième
par derrière, ou bien il lui semblait que ses jambes s'allongeaient démesurément, jusqu'à atteindre un mur à quelques
pas de lui.

Vers 1877, commencèrent les idées délirantes. Lorsque
M. X....... était seul avec sa femme, il disait qu'une troisième
personne, son ennemi, venait se mettre entre eux. Il ne tarda
pas à préciser le nom de cet ennemi par lequel il s'entendait
menacer de mort. Puis ce furent plusieurs individus qui
vinrent le persécuter, le voler. Il croyait souvent voir sa
femme entourée d'intrigants, de filous, de gens de mauvaise
mine, qui venaient la harceler et lui commander de jouer à
la bourse.

Enfin il est venu à être continuellement obsédé de visions,

de fantômes. Depuis que l'affaiblissement intellectuel s'est produit, les idées délirantes et les hallucinations ont perdu de leur précision. Elles ont pris au contraire un caractère diffus, et souvent même elles sont remplacées par de simples illusions. C'est ainsi que M. X....... croit que le plafond à rosace placé au dessus de sa tête, est un plafond mouvant ; que ce plafond s'entr'ouvre pour laisser passer une troupe de polichinelles qui parlent entr'eux, sans que le malade puisse les entendre parler. Il s'irrite et veut aller les frapper. Mais son impuissance physique le retient cloué sur son fauteuil, et cela est assurément fort heureux, car, à voir l'animation qu'il manifeste, on comprend qu'il se laisserait aisément aller à des actes de violence.

Tel est l'ensemble des faits, et dans ce cas il s'agit bien évidemment d'une paralysie agitante, au cours de laquelle sont survenus, d'abord une maladie mentale simple, délire des persécutions avec hallucinations ; puis de l'affaiblissement intellectuel, et le tout a abouti à une démence bien caractérisée.

Avant tout autre considération, nous relèverons dans ce que nous avons exposé une particularité vraiment intéressante. Elle concerne les erreurs de la sensibilité, d'après lesquelles le malade croyait être en possession de plus de deux jambes, en sentant une troisième par devant, et une quatrième par derrière ; d'après lesquelles encore il lui semblait que ses jambes véritables s'allongeaient démesurément devant lui. Nous n'avons pu savoir exactement à quels endroits le malade plaçait l'insertion de ses jambes imaginaires. Son affaiblissement intellectuel, quand nous l'avons vu, ne lui permettait pas de nous répondre à ce sujet, et dans son entourage on n'avait jamais songé à lui demander des indications précises.

Ce qu'il y a d'intéressant dans cette aliénation mentale, c'est que d'habitude les personnes malades d'esprit sont portées à croire que telle ou telle partie du corps leur manque ;

qu'elles n'ont plus de tête, plus d'estomac, plus de bras, plus
de jambes. Il est au contraire bien rare que les malades se
croient augmentés de parties anormales ; le seul accroisse-
ment que d'ordinaire ils accusent, c'est celui de la taille, en
se donnant pour bien plus grands qu'ils ne sont en réalité.

Sans attacher au phénomène que nous avons noté une
importance plus grande que celle qu'il a réellement, peut-être
pouvons-nous le regarder comme une manifestation hyperes-
thésique d'un genre particulier. Le professeur Jaccoud indique
en effet l'hyperesthésie cutanée, comme un des éléments
morbides que l'on peut rencontrer au cours de la paralysie
agitante (1).

L'intérêt principal de notre observation consiste, comme
nous l'avons déjà dit, en ce qu'elle vient fournir un appoint
aux données mises en avant, par M. Ball, sur la coexistence
de la paralysie agitante et de l'aliénation mentale.

M. Ball a résumé son étude par les conclusions suivantes :

1° La paralysie agitante s'accompagne plus souvent qu'on ne
le pense, de troubles intellectuels ,

2° La forme de ces manifestations psychiques est toujours
dépressive. Le plus souvent, il s'agit d'une lypémanie accom-
pagnée d'impulsions au suicide et d'hallucinations multiples.
Mais dans quelques cas, c'est un état de démence et de demi-
stupeur qui prédomine ;

3° Les troubles psychiques sont presque toujours intermittents. Ils paraissent s'aggraver parallèlement aux troubles de
la motilité, et se calmer lorsqu'il survient, au point de vue du
tremblement, une période de rémission.

Ce qui ressort en premier lieu de ces conclusions, et qui
réellement ne peut être révoqué en doute, c'est qu'il y a des
malades, atteints de paralysie agitante, lesquels peuvent sous
l'influence de leur maladie nerveuse, verser dans l'insanité,
dans la folie. A défaut d'autres preuves, nous invoquerions

---

(1) Jaccoud. Pathologie interne, *loco citato*.

celle qui nous est fournie par le malade dont nous avons rapporté l'histoire. La folie s'est déclarée chez lui postérieurement à la paralysie agitante ; elle n'est le fait ni de l'hérédité, ni des excès, ni d'aucune cause appréciable autre que celle dont il vient d'être question.

Sur ce point, les données fournies par M. Ball, sont donc positives, et les conclusions fondées. Mais sur d'autres points, il y a peut-être des réserves à faire, ou au moins des explications à demander, des distinctions à établir.

Et d'abord, s'il fallait entendre par troubles intellectuels, même les phénomènes qui tiennent de près ou de loin à la démence et à ses diverses manifestations, la première conclusion devrait être acceptée sans réserves. Nous avons vu au commencement de ce travail que presque tous les auteurs ont signalé l'affaiblissement intellectuel comme un terme plus ou moins vite atteint au cours de la paralysie agitante, et M. Ball n'aurait ainsi apporté presque aucun élément nouveau à l'étude de cette maladie. Mais assurément, il a voulu dire autre chose, et son idée principale se dégage d'une part de l'ensemble de son travail, d'autre part de sa troisième conclusion, dans laquelle il dit que les troubles psychiques sont presque toujours intermittents. La démence n'est point intermittente ; ce n'est donc pas d'elle qu'il s'agit. M. Ball a eu surtout en vue la production d'un délire proprement dit, consistant soit en phénomènes d'excitation ou de dépression, soit en idées déraisonnables déterminées, précises, telles qu'on les observe dans les diverses formes de la folie autres que la démence, et accompagnées ou non d'hallucinations. Or, les faits sont-ils jusqu'ici assez nombreux pour établir que les troubles intellectuels de ce genre sont réellement très fréquents, presque habituels dans la paralysie agitante ? Parmi les auteurs que nous avons cités, un seul signale l'hypocondrie, la mélancolie, qui encore ne sont en quelque sorte que le prélude de l'aliénation mentale. Les autres n'ont parlé que de la démence, et cela sans doute parce que généralement ils n'avaient pas observé autre chose. Nous sommes donc disposé à admettre que dans la paralysie agitante, l'insanité, en tant que folie proprement dite, est loin d'être la règle. Il faut d'autant plus tenir compte du silence des auteurs sur ce sujet que cette maladie a d'habitude une évolution très lente ; que bon nombre de ceux qui en sont atteints sont admis dans les asiles d'incurables où il est facile de les observer. Si la folie avait été commune parmi eux, nous croyons qu'elle ne serait pas passée inaperçue, qu'elle aurait été signalée.

En second lieu, nous basant encore sur le cas de notre malade, nous pouvons admettre avec M. Ball que la forme des manifestations psychiques au cours de la paralysie agitante est habituellement dépressive. Ce malade présentait en effet surtout du délire des persécutions, qui est classé dans les formes dépressives de la folie. Mais, c'est peut-être trop que de dire qu'il en est toujours ainsi. Ne voyons-nous pas, dans les observations mêmes contenues au mémoire de M. Ball, que l'un des malades dont il s'agit « présentait les divers phénomènes de la folie circulaire. » Il avait des périodes d'excitation, d'agitation, de suractivité. Un autre malade « avait de temps en temps des accès d'agitation venant trancher sur le fonds monotone du délire. » S'il en a été ainsi dans deux cas sur sept, proportion de près d'un tiers, c'est que la dépression n'existe pas toujours, mais est seulement prédominante.

Sur la troisième conclusion, nous n'avons à dire rien de plus que ce que nous avons déjà dit plus haut, lorsque nous avons donné un extrait des leçons de M. Ball sur les maladies mentales. Il y a à demander, comme pour les autres conclusions, que les faits qui la concernent deviennent plus nombreux et plus précis, et que les observations de malades, atteints à la fois de paralysie agitante et de folie, permettent de reconnaître nettement que les troubles des fonctions intellectuelles s'exaspèrent, s'aggravent en même temps que les troubles de la motilité.

Il reste à se demander comment la folie peut survenir au cours de la paralysie agitante.

Si la cause organique de cette maladie était bien connue, si elle résidait dans le cerveau, il n'y aurait pas d'hésitation possible. Mais l'incertitude qui règne encore à ce sujet est si grande que la coïncidence n'est pas facile à expliquer.

Nous savons en effet que les recherches anatomo-pathologiques n'ont fait jusqu'ici rencontrer aucune lésion essentielle de la maladie. « On a trouvé, disent MM. Axenfeld et Huchard, des lésions dans le cerveau, dans la protubérance et dans la moëlle allongée ; ces lésions ont consisté dans l'existence de scléroses, de dégénérescences, de ramollissements, d'inflammations diverses de centres nerveux ; dans d'autres cas aussi, les autopsies ont été négatives, malgré les plus patientes et laborieuses recherches (1). »

On en est donc réduit à maintenir la paralysie agitante dans le cadre des névroses, et, par suite, on n'est pas en droit de rattacher avec certitude aux altérations organiques de la maladie. les troubles intellectuels qui peuvent s'y rencontrer. Toutefois, il arrive si ordinairement que des lésions cérébrales d'un genre ou d'un autre soient causes de folie, que dans le cas présent, il est peut-être légitime de formuler l'hypothèse suivante :

Etant donné, non pas comme le veut M. Ball, que les troubles intellectuels proprement dits sont plus fréquents qu'on ne le pense au cours de la paralysie agitante, mais seulement qu'on les y rencontre dans un certain nombre de cas, on peut supposer qu'alors il y a eu précisément une de ces lésions qui ont été maintes fois observées dans le cerveau même. Il appartient aux faits d'élucider ce point.

M. Ball met en avant une autre explication : « Nous serions, dit-il, extrêmement disposé à croire que, dans la paralysie agitante, le véritable siège de la lésion soit organique, soit fonctionnelle, se trouve dans les couches corticales des hémisphères et non dans les parties inférieures de l'encéphale. Dans

---

(1) Axenfeld et Huchard, ouvrage cité, p. 694.

cette hypothèse, on comprendrait facilement l'enchaînement des symptômes. En effet, presque tous les malades atteints de paralysie agitante présentent soit un dérangement intellectuel plus ou moins évident, soit une émotivité morbide. De plus, les troubles intellectuels sont manifestement en rapport avec le tremblement. Les émotions augmentent l'intensité de ce dernier phénomène, et dans les périodes de rémission, les troubles de la motilité et ceux de l'intelligence semblent se calmer simultanément. »

Les réserves que nous avons faites plus haut au sujet des prémisses mêmes de cette hypothèse nous empêchent de l'accepter entièrement. Prise d'une manière générale, et s'appliquant à l'affaiblissement intellectuel dont sont affligés tôt ou tard ceux qui sont atteints de paralysie agitante, elle est plausible. Il est bien établi que les divers degrés de démence sont en corrélation avec différents degrés de dégénérescence cérébrale. Mais cela ne suffit pas pour expliquer le délire et les diverses formes de folie proprement dite. Ne voit-on pas, en effet, bien des malades atteints de ramollissement ou de sclérose des couches corticales du cerveau, qui présentent simplement de l'affaiblissement intellectuel, parfois même peu prononcé, sans délire, sans folie.

Si nous n'acceptons pas pleinement les conclusions de M. Ball, nous devons toutefois lui rendre cette justice que son mémoire a, d'une manière fort intéressante, ouvert l'attention sur une cause de folie dont on ne s'était pas occupé jusqu'à ce moment. Ce mémoire a été notre principal objectif au cours de ce travail, et nous espérons avoir contribué à en justifier la donnée première.

Et si nous avions nous-même à donner ici une conclusion, nous nous bornerions à dire que la folie proprement dite se rencontre quelquefois au cours de la paralysie agitante, et qu'elle est probablement alors sous la dépendance immédiate de cette dernière maladie, émanant des mêmes causes.

Lille. Imp. L. Danel.

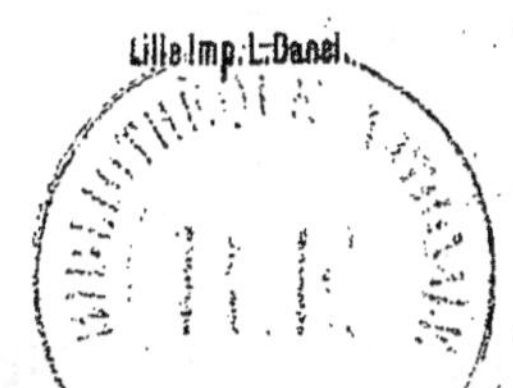

9 782014 048452